ÉTUDE

DU

CHOLÉRA-MORBUS,

A L'USAGE

DES GENS DU MONDE.

PAR

A.-T. CHRESTIEN,

Ex-Chirurgien de la Marine royale, Membre fondateur du Conseil de salubrité d'Oran, Professeur-Agrégé, correspondant de plusieurs Sociétés savantes nationales et étrangères, etc., etc.

TROISIÈME ÉDITION.

MONTPELLIER,

CHEZ RICARD FRÈRES, ÉDITEURS DE LA GAZETTE MÉDICALE,
PLAN D'ENCIVADE, 3.
1849.

ÉTUDE

DU

CHOLÉRA-MORBUS,

A L'USAGE

DES GENS DU MONDE.

Td 57 12 A

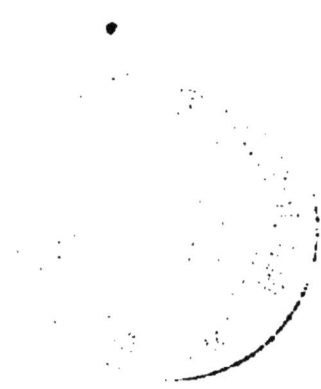

IMPRIMERIE DE RICARD FRÈRES.

ÉTUDE

DU

CHOLÉRA-MORBUS,

A L'USAGE
DES GENS DU MONDE.

PAR

A.-T. CHRESTIEN,

Ex-Chirurgien de la Marine royale, Membre fondateur du Conseil
de salubrité d'Oran, Professeur-Agrégé, etc., etc.

—

TROISIÈME ÉDITION.

—

MONTPELLIER,

CHEZ RICARD FRÈRES, ÉDITEURS DE LA GAZETTE MÉDICALE,
PLAN D'ENCIVADE, 3.
1849.

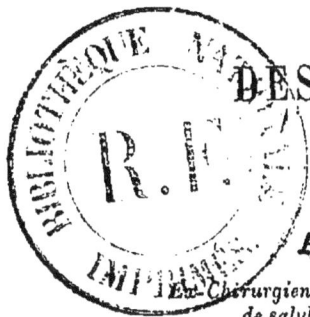

AVANT-PROPOS.

Dès 1835, aussitôt que le *choléra-morbus* asiatique parut dans notre ville, où il sévit d'ailleurs si peu que je soutins, contre le doc-

teur Sauvaire, de Poussan, une
polémique dans laquelle je niai
qu'il y eût réellement épidémie,
je crus devoir publier un travail
concis, spécialement destiné aux
gens du monde, et dans lequel on
leur ferait observer que le mot
choléra-morbus, ayant des acceptions différentes, ne doit pas toujours inspirer les mêmes craintes;
que cette maladie attaque tantôt
quelques individus isolément, et
tantôt de grandes masses; que,
même dans ce dernier cas, son
caractère n'est pas toujours iden-
tique, etc. Il me sembla qu'un
pareil travail aurait le double

avantage d'éviter à quelques personnes, avides de connaissances médicales, la lecture d'un très-grand nombre d'ouvrages dont l'intelligence n'est pas toujours facile, et de substituer, dans l'esprit de quelques autres, trop crédules, des vérités consolantes à des préjugés effrayants.

Après avoir mûrement réfléchi sur la manière dont je devais composer mon travail, je crus convenable : 1° d'entrer dans quelques détails sur ce que l'on entend par *choléra-morbus*; 2° d'établir quelles sont les différences qui existent entre le *sporadique* ou

individuel, et l'*épidémique* ou s'é-
tendant à un grand nombre d'individus ; 3° d'examiner quelle a
été la marche de ce dernier depuis
son invasion en Europe ; 4° de discuter s'il doit inspirer plus d'effroi
que la variole, la rougeole et autres maladies épidémiques ; 5° de
prouver qu'il n'est pas contagieux ;
6° d'agiter la question de savoir
s'il est inévitable ; 7° enfin, d'indiquer les moyens de s'y soustraire.

Quant aux moyens de guérison,
si je ne crus pas devoir les men-
tionner, ce n'est pas que je révo-
quasse en doute leur efficacité ;
mais c'est que leur combinaison

et leur emploi me parurent pour le moins aussi difficiles dans les mains des personnes étrangères à notre profession, que le seraient le mélange et le maniement des couleurs de la palette le mieux garnie pour celles qui n'ont pas étudié la peinture. Cependant, le *choléra-morbus* étant regardé par bien des gens comme au-dessus des ressources de l'art, je crus devoir prouver que cette opinion est erronée; et pour cela, je fis remarquer que, sur 629 cholériques reçus à Moscow dans l'hôpital d'Ordinska, du commencement de Janvier jusqu'à la fin de Sep-

tembre 1831, 203 furent guéris (1);
que, d'après une lettre écrite par
un habitant notable de Hambourg,
et dont M. Guéneau de Mussy
donna lecture à l'Académie royale
de médecine de Paris, sur 713 individus atteints du *choléra-morbus*
épidémique, du 9 Octobre au 13
Novembre 1831, 308 en réchap-
pèrent; que sur 10,000 cholériques reçus dans les différents hôpitaux de Paris, depuis le 26 Mars
jusqu'au 30 Avril 1832, 3,065 ont
été guéris; qu'au moment où le
relevé se faisait, il restait encore

---

(1) Bulletin général de thérapeutique médicale
et chirurgicale, tom. Ier, pag. 325.

1,925 cholériques vivants ; qu'enfin, d'après un tableau approxi-
matif des ravages exercés en
France par le *choléra-morbus*, depuis son invasion jusqu'au 24
Juillet 1832, il y a eu environ
200,000 personnes atteintes, et
120,000 ont fourni la preuve in-
contestable que la médecine n'est
pas impuissante contre le *choléra-
morbus*.

Dans le cas où l'on objecterait
à ces résultats que les personnes
qui ont survécu n'ont pas été atteintes du véritable *choléra*, je ré-
pondis par avance qu'effectivement
elles n'avaient pas eu le *choléra*

qui tue, mais qu'elles avaient présenté, du moins d'après quelques
faits qui me sont propres, un assez
grand nombre de symptômes ca-
ractéristiques, pour qu'il n'y ait
pas de doute à cet égard, et que
la distinction des maladies n'est
pas basée sur leur terminaison
heureuse ou funeste, mais bien
sur un plus ou moins grand nombre de signes qui sont propres à
chacune d'elles, ou communs à
plusieurs autres.

Eh bien ! c'est ce même travail
que j'offre encore aujourd'hui au
public, et plus particulièrement
à mes concitoyens alarmés d'ap-

prendre que le *choléra-morbus* épidémique fait des victimes dans une localité voisine. Cette nouvelle édition différera des deux précédentes par quelques nouveaux documents, et par l'addition d'un chapitre consacré à l'examen des moyens proposés pour guérir du *choléra-morbus* épidémique; mais, qu'on ne s'y trompe pas, ce nouveau chapitre n'aura pas pour but d'apprendre les gens du monde à se guérir eux-mêmes. Je crois aujourd'hui la chose tout aussi impossible que je le pensais, il y a quatorze ans. Ce nouveau chapitre ne sera donc destiné qu'à satisfaire à la curiosité des gens du monde qui ont entendu vanter tel ou tel remède, ou mieux à détruire l'engouement que certaines personnes ont pour tout ce que les journaux annoncent avec pompe, et qu'un auteur latin a si heureusement exprimé par ces mots :

Novitas falsitatem sapit.

ÉTUDE

DU

CHOLÉRA-MORBUS,

A L'USAGE

DES GENS DU MONDE.

I.

QU'ENTEND-ON PAR CHOLÉRA-MORBUS ?

—

Des effets démontrés que l'on remonte aux causes ,
Mais qu'on pèse les mots , car les mots font les choses.
CHÉNIER.

EMPRUNTÉ aux Grecs par les Latins , et
parvenu jusqu'à nous sans autre altération
que celles qui dépendent des caprices alpha-

bétiques , ce mot a eu et conserve deux
acceptions. Il désigna d'abord une maladie
aiguë, consistant dans une évacuation plus
ou moins violente de bile par haut et par
bas ; plus tard, on ne tint pas compte de la
nature des évacuations, et le mot *choléra*
n'exprima que la simultanéité des vomissements et des déjections alvines. Il est aisé de
concevoir les graves inconvénients qui ré-
sultent d'une dénomination aussi vicieuse ;
car, d'après les deux acceptions du mot,
le *choléra* serait une des maladies les plus
fréquentes ; tandis que si l'on s'élève à un
ordre de connaissances plus philosophiques,
on s'apercevra bientôt que les vomissements
et les déjections alvines ne sont fréquemment que des symptômes de maladies bien
différentes.

Soit que des déjections stomacales et alvines fussent bilieuses, soit que la sécrétion bilieuse fût suspendue et remplacée par une autre sécrétion ayant également lieu dans toute la longueur du tube digestif, le *choléra* n'attaquait, dans les premiers âges du monde, qu'un seul individu à la fois ou quelques individus isolément : du moins, Hippocrate et Galien, qui, dans leurs ouvrages, parlent du *choléra* comme de toutes les autres maladies, et qui le distinguent en sec et en humide, n'en rapportent-ils aucune grande épidémie.

Quand le *choléra* s'étendit à un grand nombre de personnes, à des populations entières, on l'appela *épidémique*, pour le distinguer de celui qui se bornait à attaquer quelques individus, et qui fut appelé pour cela *sporadique* et quelquefois *catastatique*.   2

Bien long-temps, en Europe, nous ne connûmes que le *choléra sporadique* et le *choléra catastatique*. A ces deux états, la maladie est grave, puisqu'elle est caractérisée, outre les vomissements et les déjections fréquentes de bile, par une anxiété générale, une altération profonde de la face, la lividité des ongles et des lèvres, le refroidissement de la surface du corps, les crampes dans les membres, la flexion convulsive des doigts, la suppression des urines, et quelquefois le hoquet : le pronostic est fâcheux, puisqu'en peu d'heures la maladie parvient à son plus haut degré ; que le malade n'a plus la force d'aller à la selle ni de vomir ; que sa vie s'éteint, et qu'il meurt au milieu des convulsions et d'une sorte d'étranglement. La rapidité avec

laquelle la mort survient dans un grand
nombre de cas, a même fait donner à la
maladie le nom vulgaire de *trousse-galant*:
néanmoins, tant qu'il n'a été connu qu'à
l'état sporadique, ce *choléra* n'a pas inspiré
beaucoup d'effroi, parce qu'on n'attachait
pas à son nom la propriété absolue et né-
cessaire de se communiquer.

Les épidémies de *choléra* qui régnèrent
en Angleterre en 1669, 1676 et 1741, dont
Sydenham et Huxham nous ont transmis de
si instructives descriptions, ainsi que celles
qui furent observées à Paris en 1730 et en
1780, frappèrent un peu plus les esprits;
et enfin celles qui depuis plusieurs années
promènent presque partout le deuil et la
terreur, ont fait croire à quelques médecins
modernes que le *choléra épidémique* est une

tout autre maladie que le *choléra sporadique*;
et j'avais moi-même partagé ce sentiment
en 1832, époque à laquelle j'observai pendant toute sa durée l'épidémie de Brest.

Cette opinion, en passant de l'esprit des
médecins dans celui des gens du monde, a
beaucoup contribué à augmenter l'effroi
qu'inspire à ces derniers le *choléra épidémique*, parce qu'ils croient que celui-ci doit
toujours revêtir tous les caractères de celui
qui, à cause des ravages qu'il a faits dans
l'Inde, a été appelé *indien*; puis *asiatique*,
à cause des victimes qu'il a frappées dans
les régions occidentales de l'Asie; et qui a
aussi été désigné sous les noms de *maladie
bleue*, *maladie noire*, *asphyxie du cœur*, à
cause de quelques-uns de ses symptômes.

Il est donc utile de faire savoir au public

que le *choléra* de nos pays, celui qui est le plus anciennement connu, celui dont parlent Hippocrate et Galien, celui enfin dans lequel il y a flux de bile par haut et par bas, peut tout aussi bien devenir épidémique que le *choléra* dans lequel les déjections sont blanchâtres, lactescentes, chyliformes, et où l'on observe cette teinte bleue qu'on appelle *cyanose*. L'utilité de cet avis réside en ce que, — le *choléra* de nos pays, et que j'appellerai *européen*, étant beaucoup plus bénin que le *choléra asiatique* —, alors que l'un et l'autre règnent sporadiquement, les craintes qu'il est permis de concevoir à la vue d'une épidémie doivent être bien moindres si celle-ci revêt les caractères du *choléra européen*, que si elle revêt ceux du *choléra asiatique*.

Ce qui nous fit croire, à la plupart des médecins qui observâmes le *choléra-morbus* en 1832, que l'épidémique était d'une nature tout autre que le sporadique, c'est que le fléau morbide qui éclata en France au mois de Mars 1832, après avoir parcouru l'Allemagne et l'Angleterre, avait revêtu tous les caractères du *choléra asiatique*; mais les différentes relations qui ont été publiées depuis lors, du *choléra épidémique* dans les différents départements de la France, et quelques faits que j'ai observés en 1835, m'autorisent à soutenir que cette maladie se dépouille peu à peu des caractères qu'elle avait apportés de l'étranger, et qu'elle se rapproche de plus en plus du *choléra européen*, qui, au lieu de se déclarer sporadiquement, a pris la marche épidémique. Aussi s'est-on demandé si le *choléra-morbus épidémique* serait autre chose que celui de nos climats, sans les dispositions morales portées au plus haut degré d'exaltation dans une population terrifiée (1).

Il résulte de tout ce que je viens de dire : 1° que par le mot *choléra* on entend plusieurs états morbides bien différents par leurs symptômes et par leur gravité, et qu'il serait bien, pour la tranquillité publique, d'obvier à cette confusion de langage ; 2° qu'il ne faut pas, quand on entend parler du *choléra épidémique*, croire qu'il est toujours question du *choléra asiatique*, puisque celui de

(1) Observations sur le *choléra-morbus*, recueillies et publiées par l'ambassade de France en Russie , p. 54.

nos pays affecte depuis 1830 la forme *épi-démique*. Ce dernier mot, en effet, n'exprime pas un ordre particulier de maladies, mais seulement une forme que toutes ou le plus grand nombre peuvent revêtir.

J'ajoute que le *choléra européen épidémique* mêle quelquefois ses symptômes à ceux du *choléra asiatique*, et que la gravité de ces derniers est aujourd'hui considérablement diminuée. Le *choléra-morbus asiatique* s'est, en effet, naturalisé en quelque sorte en France ; il s'est montré plusieurs fois, en diverses localités, à l'état sporadique. Le docteur Danvin en a publié (1) deux exem-ples qu'il a observés, en 1840, à Hesdin

---

(1) Bulletin général de thérapeutique, t. XIX, p. 118, et t. XXI, p. 314.

(Pas-de-Calais) ; et la *Revue médico-chirur-
gicale de Paris* dit, au commencement de
son cahier d'Avril dernier : « On sait que
cet hôte dangereux n'avait pas si entière-
ment disparu parmi nous qu'il ne s'en
présentât quelques cas de temps à autre. »
Aussi, la nouvelle épidémie qui vient de
sévir dans Paris a-t-elle été bien moins intense que celle de 1832. Les faits qui l'ont
constituée cette année-ci ont été d'abord si
peu nombreux, que M. Michel Levy, professeur distingué du Val-de-Grâce, s'est
demandé (1) s'il y avait réellement épidémie,
c'est-à-dire collection nombreuse de faits.
En 1832, en effet, Paris comptait plusieurs

(1) L'*Union médicale*, nᵒˢ du 27 et du 29 Mars
dernier.

milliers de morts dans les sept premiers
jours, tandis que, dans le même espace
de temps, cette année-ci, il n'y en a eu
que 18; en 1832, l'influence épidémique
était plus prononcée, et transformait beaucoup plus que cette année-ci toutes les maladies en *choléra-morbus*, si je puis m'ex-
primer ainsi; en 1832, un grand nombre
de cholériques succombaient dans la période
algide, c'est-à-dire *de froid*, tandis que,
cette année-ci, sous l'influence de moyens
très-simples, la chaleur se rétablit dans tout
le corps, disait l'*Union médicale*, dans son nº
du 22 Mars. Et le 24, le docteur Legroux,
médecin de l'hôpital Beaujon, confirmait
ces heureuses modifications du *choléra-
morbus*; il disait même : « le *choléra* a mani-
festement perdu, comme fléau, de sa force

expansive. S'il a conservé le cachet de ses
violences individuelles, il semble exiger,
pour frapper ses victimes, le concours
auxiliaire d'un état morbide antérieur. »
En effet, chers Lecteurs, les premiers individus attaqués à Paris, dans cette dernière
épidémie, étaient ou atteints de maladies
chroniques, ou adonnés à des excès alcooliques, ce qui équivaut bien à la plus dan-
gereuse de ces maladies.

II.

QUELLES SONT LES DIFFÉRENCES QUI EXISTENT ENTRE LE CHOLÉRA SPORADIQUE ET L'ÉPIDÉMIQUE ?

Conservez à chacun son propre caractère.
BOILEAU.

A la tête des différences qui existent entre le *choléra sporadique* et l'*épidémique* , doivent être placées les causes et leur in-

fluence. En effet, tous les agents suscep-
tibles d'irriter directement ou sympathique-
ment le tube digestif, sont ou peuvent être
causes principales et uniques du *choléra
sporadique*, en déterminant une sécrétion
anormale de bile ; tandis que ces mêmes
agents ne sont que causes occasionnelles du
choléra épidémique, c'est-à-dire qu'ils ne
peuvent en déterminer le développement,
sans le concours d'autres causes qui ont déjà
modifié l'économie, qui l'ont disposée à
contracter l'épidémie, en préparant l'altération intime qui en forme l'essence. Vainement nous a-t-on détaillé les circonstances
au milieu desquelles le *choléra-morbus* se
déclara épidémiquement à Moscou en 1830,
à Varsovie en 1831, à Londres et à Paris
en 1832 : aucune d'elles ne peut être consi-

dérée autrement que comme cause occasion-
nelle, puisque l'épidémie a *concomité* avec
les conditions les plus disparates. En effet,
quoique les lieux élevés et à air réputé pur
soient généralement considérés comme un
asile sanitaire, le *choléra épidémique* les a
presque aussi souvent choisis que les pays
situés au pied des montagnes et des collines.
Les quartiers bas et enfoncés de Paris ont
paru, il est vrai, plus exposés aux ravages
de l'épidémie cholérique que les lieux élevés,
découverts ; cependant on a trouvé des
rapports de 47 et 50 sur 1,000 dans les rues
de la Roquette et des Amandiers, élevées
de 92 et 108 pieds au-dessus du sol, comme
on en a trouvé de 40 et 60 dans la rue
Maubuée, dans la rotonde du Temple, à
33 pieds seulement de ce même sol. Quoique

les chaleurs de l'été paraissent la condition la plus favorable au développement du *choléra épidémique*, celui-ci n'en a pas moins éclaté au milieu du froid le plus intense, à Moscou, pendant l'automne de 1830 et l'hiver de 1831. Ce fut, il est vrai, sous l'influence d'une température de 18 à 23 degrés, et d'un vent de nord et nord-est, pendant les premiers jours de Juillet 1832, et de là jusqu'au 14, de sud et de sud-ouest, que l'épidémie de Paris se ranima tout à coup, et que la mortalité s'éleva de 20 décès jusqu'à 225 (le 18 Juillet) ; mais ce fut sous le même degré de chaleur, et par un vent de nord-est et nord-ouest qui souffla constamment pendant la seconde moitié de Juillet, que le mal perdit de nouveau toute son intensité, pour ne plus la reprendre.

Or, la même circonstance paraît se reproduire en ce moment ; car on lit dans la
Gazette des Hôpitaux (10 Juillet) : « Malgré
le fâcheux augure que quelques médecins
avaient tiré, bien à tort, de l'accroissement
subit et excessif de la température, le chiffre
des nouveaux cas de *choléra* reste ce qu'il
était il y a quelques jours, c'est-à-dire
extrêmement faible. » Quoique les consti-
tutions et les tempéraments les plus dé-
tériorés paraissent les plus exposés à l'épidémie cholérique, l'on a vu des hommes
bien constitués en devenir rapidement victimes. Or, il est évident qu'aucune des
causes signalées ne pourrait déterminer à
elle seule le développement de l'épidémie. Il
faut, de toute nécessité, que plusieurs de ces
causes se trouvent réunies ; encore même,

cette réunion de causes ayant souvent existé
sans produire le *choléra* , il faut admettre
que l'épidémie a été préparée de longue
main par d'autres causes qui, pour être ac-
cessoires et éloignées, n'en sont pas moins
positives, peut-être même par des causes
occultes qui agissent à la longue sur le
système nerveux, et le déterminent à réagir
d'une manière morbide sur les organes de
la digestion.

Si mes Lecteurs se rappellent qu'une épidémie n'est point une maladie, mais bien
une forme particulière que cette dernière est
susceptible de revêtir; que par le mot *choléra*
on entend plusieurs états morbides différents,
ils comprendront sans peine que les différences symptomatiques existant entre le
choléra sporadique et le *choléra épidémique*,

peuvent être très-grandes ou très-légères.
En effet, si c'est le *choléra asiatique* qui règne
épidémiquement, la maladie ne s'annonce
pas toujours, comme dans notre *choléra
sporadique*, par des dérangements notables
dans les fonctions des voies digestives, mais
bien quelquefois par un tournoiement de tête
douloureux et une défaillance plus ou moins
grave. Lorsque ce début n'est pas mortel, les
malades, revenus à eux, restent dans une
prostration extrême, et se plaignent d'avoir
le corps comme paralysé, la tête pesante, la
face rouge ; ils se sentent importunés par un
soulèvement continuel de l'estomac, avec
envies de vomir, et restent fort tristes. Dans
le *choléra sporadique*, les vomissements et
les déjections alvines qui le caractérisent
sont bien quelquefois précédés par une

céphalalgie plus ou moins intense, mais elle est loin d'avoir la gravité de celle que j'ai signalée plus haut ; et, d'ailleurs, elle *concomite* avec un frisson général, des éructations acides ou de mauvaise odeur, quelques coliques, des borborygmes, et des nausées fatigantes.

Si c'est le *choléra asiatique* qui règne épidémiquement, la langue, outre l'aspect jaunâtre ou blanchâtre qu'elle présente dans le *choléra sporadique*, est large, plate et refroidie dès le début de la maladie ; l'air expiré participe bientôt à ce refroidissement ; la parole devient de plus en plus difficile, sépulcrale ; les mots sont plutôt soufflés qu'ils ne sont prononcés ; l'abdomen, au lieu d'être tendu et de résister à la pression, comme dans le *choléra sporadique*, se laisse

aussi aisément malaxer qu'une pâte nouvellement pétrie; les évacuations alvines, au lieu
d'être toujours douloureuses et accompa-
gnées de ténesme, comme dans le *choléra
sporadique*, se font assez souvent à l'insu
du malade.

Si c'est le *choléra asiatique* qui règne épidémiquement, la roideur convulsive est
moins considérable que dans le *choléra sporadique*; les parties qui paraissent le plus
tendues par les crampes ne présentent pas
quelquefois la moindre résistance; tandis
que, dans le *choléra sporadique*, les crampes
des mollets donnent souvent un tel degré
de dureté à ces parties, qu'elles semblent
avoir perdu toute élasticité.

Si c'est le *choléra asiatique* qui règne épidémiquement, la lividité des ongles et des

lèvres, que j'ai déjà signalée, se répand
bientôt sur tout le corps, qui devient ex-
cessivement lourd, et principalement sur la
face, qui se grippe à l'instar des étoffes; les
yeux semblent s'atrophier dans l'orbite;
mais cette réduction, que quelques écrivains
ont évaluée à un quart ou à la moitié de
leur volume, n'est pas réelle; elle est due,
suivant quelques auteurs, à la résorption
d'un tissu adipeux, demi-liquéfié, qui rem-
plit tous les vides de l'orbite. De la résorption de ce tissu résulte, disent-ils, le retrait
du globe de l'œil vers la nuque. Comment
expliquer alors le sentiment qu'éprouvent
les malades qui sont rappelés à la vie par
une thérapeutique heureuse, et qui se font
un plaisir de dire, aux personnes qui les
entourent, que leurs yeux ne sont pas aussi

enfoncés dans la tête qu'ils l'étaient au-
paravant ? Le tissu adipeux résorbé n'a pas
eu le temps, à coup sûr, de se reproduire.
L'explication du phénomène serait-elle plus
plausible, si l'on avait recours à une diffé-
rence de température, et par conséquent de
densité de ce même tissu adipeux? D'ailleurs,
ce ne serait là qu'une explication du méca-
nisme ; la connaissance de la cause n'en
resterait pas moins ignorée : je crois, avec
l'un de nos écrivains les plus vrais, que tout
est mystère en nous, hors de nous, autour
de nous, et que ce n'est pas la peine de
prendre un air capable pour dire une chose
fort étonnante en soi, mais pas plus que
beaucoup d'autres, et qu'on n'explique pas
mieux que la pensée, le mouvement, les
rêves, la vie, la mémoire, la sève et la
chaleur.

Enfin, si c'est le *choléra asiatique* qui règne épidémiquement, les déjections gastriques et intestinales ne sont ni jaunâtres, ni porracées, ni brunâtres comme dans le *choléra sporadique*, mais bien analogues à une décoction de riz, séro-albumineuses, blanchâtres, lactescentes, chyliformes, comme je l'ai déjà signalé.

Mais si le *choléra* qui règne épidémiquement est tout simplement le *choléra* de nos pays, le *choléra* que j'appelle *européen*, les différences qui existent entre ce *choléra épidémique* et le *sporadique* sont beaucoup moins tranchées. Toutefois, il est vrai de dire que le *choléra*, pas plus que les autres maladies, ne saurait se soustraire aux variations qu'imprime le mode épidémique, variations qui consistent dans un accroissement plus ou moins considérable d'intensité, et dans l'apparition de quelques symptômes empruntés au *choléra asiatique*, sans que ce soit celui-ci qui règne réellement.

III.

QUELLE A ÉTÉ LA MARCHE DU CHOLÉRA-MORBUS ÉPI-DÉMIQUE DEPUIS SON INVASION EN EUROPE ?

> Il va, mes chers amis , et ne cesse d'aller.
>
> P.-L. Courrier.

La connaissance de cette marche serait si flatteuse pour l'amour–propre, et si conso-lante pour les poltrons, que des médecins avides de gloire ou ayant pitié des peu-

reux, l'ont déjà tracée de plusieurs ma-
nières. Les uns, comparant le *choléra-morbus épidémique* à un incendie qui dévaste
une immense forêt, l'ont fait voyager au gré
des courants atmosphériques , en suivant
une direction constante et progressive de
l'est à l'ouest. Expliquant ce prétendu fait
par la loi de la rotation des planètes, ils
n'ont pas craint d'avancer que le *choléra*
ferait le tour de la terre, et que rien ne
pourrait l'arrêter. Les autres lui ont donné
les fleuves pour moyen de transport, et ont
appuyé leur opinion sur la préférence qu'ils
disent avoir observée du *choléra* pour le
voisinage des fleuves et des rivières. Certains
ont bien voulu croire qu'il allait par les
grand'routes, suivant toujours la direction
de l'est à l'ouest, mais faisant toutefois·
quelques embardées au sud et au nord.

De toutes les assertions, une seule est sans controverse : c'est que l'Inde est le théâtre où le *choléra-morbus* a pour la première fois revêtu la forme épidémique, et qu'il a passé de l'Asie en Europe, en franchissant cette longue chaîne de montagnes qui traverse du sud au nord l'empire de Russie, jusque sous le cercle polaire, et que l'on connaît sous le nom de *Monts Ourals*. La prétendue préférence du *choléra* pour le voisinage des rivières n'a nullement été constatée à Paris ; car il s'en faut beaucoup que la rigueur du fléau y ait été en raison directe de la quantité d'eau qui se trouve sur le territoire de chacun des douze arrondissements (1). Quant

---

(1) Rapport sur la marche et les effets du *choléra-morbus* dans Paris et le département de la Seine, pag. 107.

à la zone est–ouest qu'on lui a communé-
ment assignée, elle n'a été suivie qu'avec
fort peu d'exactitude ; car il résulte de la
lecture attentive des auteurs qui ont observé
le *choléra* dans l'Inde, que cette cruelle maladie s'étendait à Madras et à Bombay vers
l'ouest, en même temps qu'elle gagnait vers
les archipels qui sont au sud, vers la Chine
à l'est, et vers le plateau central de l'Asie
au nord. Le même fait a été observé en
France : à peine le *choléra*, en 1832, éclata-
t-il dans notre capitale, qu'il s'irradia dans
différentes villes de province, et que, du
22 Mars à la fin d'Avril, il envahit vingt
et un départements sans suivre aucune direction constante.

Non-seulement l'irruption du *choléra* s'est
faite dans tous les sens, mais encore elle a

souvent été simultanée, au lieu d'être toujours successive, comme le prétendent ceux
qui comparent la marche du *choléra* à une
chaîne non interrompue dont un des bouts
est dans l'Inde. Cette comparaison donne
une idée fort inexacte de la marche du
choléra ; car cette chaîne a présenté et
présente chaque jour beaucoup d'interrup-
tions, et surtout beaucoup d'entortillements.
Combien de fois, en effet, le *choléra* n'a-t-il
pas dévié de sa marche progressive pour
revenir soudainement sur ses pas ! Aussi,
une carte géographique, indiquant, par ses
bariolages, avec le plus d'exactitude possible, la marche et les contre-marches du
choléra, n'aurait-elle pas aujourd'hui l'utilité qu'en attendaient, dès l'invasion de cette
maladie en Europe, les personnes plus riches

que courageuses, et décidées à tout sacrifier
pour ne jamais se trouver sur son passage.
Si l'on examine, une carte sous les yeux,
les différentes localités où elle s'est manifestée, et si l'on rapproche les dates de
l'invasion, on verra, dit l'*Union médicale*
(n° du **17** Mars), que, de Dunkerque, le
choléra passe à Suntes, près de Lille, et
s'étend jusqu'à S\ :sup:`t`\-Amand, près de Valen-
ciennes, laissant intact, pendant plus d'un
mois, l'arrondissement d'Hazebrouck. Sur
le littoral, il se conduit de même : de Dunkerque et de Calais, il saute à Yport, puis à
Sauvie, aux portes du Hâvre, où il s'arrête ;
de là, il va à Fécamp et à Dieppe ; enfin,
il se montre à S\ :sup:`t`\-Denis et à Paris, localités
fort éloignées du point de départ. Déjà les
professeurs Dubrueil et Rech avaient con-

staté, dans leur savant rapport sur le *choléra-
morbus asiatique* qui régna dans le midi de
la France en 1835, que cette cruelle maladie
s'était manifestée dans le Var six mois seulement après qu'il avait sévi sur les Bouches-
du-Rhône et l'Hérault simultanément ; que
le Gard, département renfermé entre les
deux précédents, avait été frappé posté-
rieurement ; et que l'Aude, ainsi que le département des Pyrénées-Orientales, avaient
été les derniers théâtres de la maladie,
quoique étant les points les plus voisins de
la Catalogne, d'où le fléau était parti.

IV.

LE CHOLÉRA-MORBUS ÉPIDÉMIQUE DOIT-IL INSPIRER PLUS D'EFFROI QUE LA VARIOLE, LA ROUGEOLE ET AUTRES MALADIES ÉPIDÉMIQUES ?

> Mon Dieu ! que nous sommes ingénieux
> à nous tourmenter !
>
> PAUL DE KOCK.

Puisque le mot *épidémique* n'exprime pas, ainsi que je l'ai déjà fait observer un ordre particulier de maladies, mais seule-

ment une forme que la plupart d'entre elles
peuvent revêtir, mes Lecteurs comprendront
sans peine qu'ils sont journellement entourés
d'épidémies non moins dangereuses que celle
de *choléra*, et dont ils sont pourtant bien
moins épouvantés. Un médecin du siècle
dernier, Lepecq-de-la-Clôture, a publié un
ouvrage fort remarquable dans lequel sont
détaillées 89 épidémies observées, en quinze
ans, dans la Normandie, et dont plusieurs
présentent une mortalité de 86 sur 90.
L'Académie royale de médecine de Paris,
dans un rapport général sur les épidémies
qui ont régné en France depuis 1761 jusqu'à
1830, signala 900 épidémies, qui s'étaient
étendues à 72 départements, et dans lesquelles n'avaient pas été comprises les épi-

démies de petite vérole (1). Un second rapport fait à la même Compagnie, sur les
épidémies qui ont régné en France, de 1830
à 1836, mentionne 90 relations de maladies
dites épidémiques ayant sévi sur 26 départements (2). Un troisième rapport de l'Académie signale, de 1836 à 1839 exclusivement, 50 épidémies qui, ayant sévi sur
des populations de 50,440 individus, en
ont frappé 5,636, et en ont tué 892 (3).
Enfin, le rapport de la Commission des
épidémies, pour l'année 1839 et une partie
de 1840, mentionne diverses épidémies de
fièvre typhoïde, de dysenterie, de suette,

---

(1) Mémoires de l'Académie royale de médecine, t. III, p. 382.
(2) *Ibid.*, t. VI, p. 3.
(3) *Ibid.*, t. VII, p. 149.

et d'angine couenneuse. Ce rapport ne précise ni le nombre total des épidémies, ni celui des sujets atteints; mais il nous apprend que les seules épidémies de fièvre typhoïde ont sévi sur une population de 11,165 individus, en ont atteint 1,433, et en ont tué 255 (1). Depuis ce rapport, qui a été le dernier travail officiel présentant l'ensemble des épidémies de la France, celles-ci se sont continuées comme par le passé, c'est-à-dire à intervalles variés et dans des localités diverses. Il serait trop long de les signaler toutes ; mais quand j'aurai dit aux gens du monde que la suette miliaire, déjà signalée, a reparu en 1841 dans différentes

---

(1) Mémoires de l'Académie royale de médecine, t. IX, p. 39.

communes de la Dordogne, en 1843 dans
le département du Tarn, en 1844 dans celui
de l'Aveyron, où elle avait déjà fait plusieurs
apparitions, en 1846 dans l'arrondissement
de Brignolles ainsi que dans celui de Béziers,
et qu'elle est tellement répandue en ce moment, que le Comité consultatif d'hygiène
publique vient de publier une instruction
populaire sur cette maladie ; quand j'aurai
fait observer qu'une épidémie de *méningites
cérébro-spinales*, qui depuis 1823 fixe l'attention des médecins, n'a pas discontinué
de sévir sur quelque garnison depuis qu'elle
se montra si meurtrière à Aiguemortes après
les inondations du Rhône, en 1840 et 1841;
quand j'aurai fait remarquer que la variole
et la rougeole revêtent encore trop souvent
la forme épidémique et immolent un grand

nombre de victimes ; quand j'aurai ajouté
que la fièvre puerpérale devient presque
chaque année épidémique en certaines localités, et décime les femmes en couche; quand
enfin j'aurai rappelé que, en outre de toutes
ces épidémies qui paraissent plus ou moins
fréquemment, il y a des maladies habituelles
à un grand nombre de localités, et qui y
sont presque toujours ou à l'état d'incuba-
tion ou à l'état de pleine activité, telles que
les scrophules et les fièvres dites *insidieuses*,
pernicieuses et *malignes* ; oh ! après cette exposition, je croirai n'avoir plus rien à dire
pour prouver qu'il y a réellement folie à
réserver pour le *choléra* seul toutes les
craintes que devraient nous inspirer les diverses maladies épidémiques ou endémiques
au milieu desquelles nous vivons presque
constamment.

V.

LE CHOLÉRA-MORBUS ÉPIDÉMIQUE EST-IL CONTAGIEUX ?

—

> Détruire un préjugé, c'est servir sa patrie.
>
> CHAMPFORT.

Rien n'étant plus commode, pour expliquer l'effroyable propagation du *choléra épidémique*, que de lui reconnaître un principe contagieux , on s'empressa , dès son invasion en Europe , de rassembler des faits tendant à prouver qu'il était parvenu jusqu'à nous , soit par des caravanes , soit par des corps d'armée , soit enfin par des navires partis de lieux infectés. Bien plus, lorsque les faits manquaient , on se jetait promptement dans le vaste champ des conjectures. « Serait-il sans la moindre vraisemblance » , disait le professeur Delpech (1), en 1832 , pour expliquer l'importation du *choléra* à Kirkintiloch , bourg situé sur les bords d'un canal, « que , dans le temps où le *choléra* régnait à Sunderland , à New-Castle , dans tous les villages bordant les rivages de

---

(1) Étude du *choléra-morbus* en Angleterre et en Écosse , p. 220.

la mer du Nord, l'un de ces bateaux qui fréquentaient ces mêmes parages ait eu un malade à bord , et que , pour éviter les restrictions qui pesaient sur la navigation seulement, on l'ait dissimulé ? »

Les Commissions et les Conseils sanitaires, cédant à l'impulsion générale, et obéissant plutôt à leur faiblesse d'hommes qu'à leurs lumières de médecins, crurent que, dans la solution des questions qui leur étaient soumises par les différents Gouvernements, le doute suffit, non-seulement pour légitimer, mais encore pour commander les règlements les plus préventifs. Conséquemment, ils adoptèrent *à priori*, et par excès de prudence, l'opinion que le *choléra épidémique* est contagieux ; conséquemment aussi, toutes les précautions sanitaires prises à l'égard de la peste, de la fièvre jaune, des typhus et de la lèpre, furent prescrites par certains Gouvernements contre le *choléra épidémique*. Mais ces soins furent superflus ; car il a été bien constaté que, lorsque passant d'Asie en Europe, le *choléra* eut fait élection de domicile à Orenbourg, à la fin d'Août 1829, le district de Casan prit contre la propagation de la maladie les précautions les plus minutieuses et les plus sévères, et qu'il fut pourtant ravagé par elle ; que ces mêmes précautions furent prises par les autorités des villes et des villages qui sont échelonnés jusqu'à Moscou, sans qu'on pût arrêter le fléau, et qu'il éclata à Saint-Pétersbourg, au commencement de 1831, quoiqu'un triple cordon sanitaire surveillât les communications de cette capitale. Cha-

que jour, depuis lors, on reconnut que la
plupart des faits sur lesquels reposait la
croyance du principe contagieux étaient ou
controuvés ou contredits par d'autres faits ;
plus souvent les circonstances en étaient
tellement altérées, que, réduits à leur juste
valeur, ils perdaient toute leur autorité.
Rien, en effet, n'est peut-être plus rare
que de voir les faits prouver réellement,
après un mûr examen, ce qu'ils ont d'abord
paru prouver. Les causes d'erreur sont si
nombreuses, et l'avidité du public pour les
accueillir est telle, qu'on devrait user de la
plus grande circonspection pour croire à
l'exactitude des faits. « Ce n'est pas », dit
Freinshemius (1), « un des moindres mal-

---

(1) Dans les Supplém. aux œuv. de Quinte-Curce.

heurs de l'humanité, que cette facilité
avec laquelle, sur le plus léger témoignage, nous ajoutons foi aux événements
que nous désirons. » A plus forte raison
doit-on être circonspect, si ces événements
peuvent troubler la tranquillité publique.
Combien de fois n'a-t-on pas vu regarder
comme avérées des assertions qui, bien pe-
sées, étaient dénuées de tout fondement,
alors même qu'elles émanaient d'hommes
consciencieux ! Cette vérité est appuyée chaque jour, et dans tout pays, de tant d'exemples, qu'il serait peut-être inutile d'en citer
de nouveaux. Je me permettrai pourtant
de rapporter le suivant, parce qu'il m'est
personnel.

La gabare de l'état la *Vigogne*, ayant été
chargée, au mois de Mars 1832, de porter

au Hâvre-de-Grâce les plus beaux canons
qui avaient été pris à Alger, et qui, du
Hâvre, devaient être envoyés à l'Hôtel des
Invalides de Paris, le Préfet maritime de
Toulon mit à bord de ce bâtiment plusieurs
passagers qui avaient des destinations différentes. Le général Brossart fut déposé à
Alger avec le 5me bataillon de la légion étran-
gère, et la *Vigogne* sortit de la Méditerra-
née, traversa le détroit de Gibraltar, mouilla
le 21 Avril en rade de l'île d'Aix, y fit une
quarantaine d'observation de quatre jours,
remonta la Charente, et ne fut rendue dans
le port de Rochefort que le 26. Les passagers qui devaient se rendre, soit à Lorient,
soit à Brest, déjà fort impatients de revoir
le toit paternel, le furent bien davantage
encore, en apprenant que si la gabare était

entrée dans le port, c'était pour y rester un mois environ : aussi demandèrent-ils la permission, qui leur fut accordée, de se rendre chez eux par terre. Quelle ne fut pas ma surprise, lorsqu'en arrivant à Brest le 31 Mai, et me présentant, en ma qualité de chirurgien–major, avec le commandant du bâtiment, pour demander l'entrée, celle-ci nous fut refusée, parce que l'un des passagers que nous avions déposés à Rochefort était mort à Morlaix, atteint du *choléra*, et qu'il l'avait communiqué à toute la ville ! Je me hâtai de prouver, par la patente que l'on m'avait régularisée à Rochefort et à Lorient, que l'état sanitaire de ces deux villes était on ne peut pas plus satisfaisant, et, par mes cahiers de visite, qu'il en était de même de la santé de l'équipage. Après une quaran-

taine d'observation de trois jours, pendant
lesquels les hardes, hamacs et effets de
l'équipage furent mis à l'évent, l'entrée nous
fut enfin accordée, et j'appris plus tard :
1º que plusieurs cas de *choléra* avaient été
observés à Morlaix, avant l'arrivée du pas-
sager dont il a été question ; 2º que ce
malheureux avait succombé à un anévrysme
de l'aorte.

Le docteur Dalmas a prouvé également,
par des recherches aussi exactes que minutieuses, que le *choléra* n'avait pas été introduit à Dantzick par un navire provenant
de Riga, comme on l'avait répandu dans le
public, et comme quelques personnes le
croient peut-être encore parce qu'elles l'ont
lu dans un journal ; car le navire suspecté
n'était arrivé à Dantzick que huit jours après
l'apparition de la maladie dans la ville.

Le nombre des allégations qui furent ainsi reconnues fausses, devint bientôt suffisant pour faire ouvrir les yeux aux personnes qui cherchaient la vérité de bonne foi, et qui n'étaient pas dominées par cette terreur panique qui rend incapable de toute réflexion. Mais ce n'était pas assez d'avoir démenti les faits tendant à prouver que le *choléra-morbus épidémique* est contagieux : il fallut prouver aussi, par des faits, qu'il ne l'est pas. On ne se contenta pas des preuves fournies par le dévouement des infirmiers et des sœurs de charité, qui soutiennent la tête des cholériques pendant qu'ils vomissent, les mettent au bain quand celui-ci est prescrit, et les enveloppent du suaire quand ils sont morts ; on ne se contenta pas des preuves fournies par le dévouement des médecins qui sont obligés

de frictionner pendant un temps très-long
l'avant-bras des cholériques, quand ils veu-
lent leur pratiquer une saignée, comme je
l'ai fait cent fois au moins pendant l'épidémie que j'ai observée à Brest, et comme
je l'ai pratiquée, en 1835, chez la veuve
Fontaine, épicière de cette ville, que j'ai
soustraite ainsi à une mort certaine, et qui
vit encore ; on ne se contenta pas des preuves fournies par le dévouement des prêtres,
qui, pour recevoir la confession des cholériques, sont la plupart du temps tellement
rapprochés de leur bouche, qu'ils ne peuvent s'empêcher de respirer leur haleine ;
on ne se contenta pas de ces preuves, parce
que quelques infirmiers, quelques sœurs de
charité, quelques médecins et quelques prêtres, ont été victimes du choléra. La raison

disait bien à ceux qui voulaient en écouter
la voix, que le dévouement n'est pas toujours
un brevet d'immunité, et que si quelques
personnes, dont le nombre est heureusement peu considérable, ont été atteintes du
choléra, ce n'est pas parce qu'elles ont donné
leurs soins à des cholériques, mais bien
1° parce qu'elles étaient soumises aux mêmes
causes qui ont agi sur les autres cholériques;
2° parce qu'à ces causes elles ont joint les
fatigues et les veilles. Mais « il faut être
« maître de soi pour entendre le langage
de la raison, a dit Pigault-Lebrun dans ses
Barons de Felsheim : » d'autres preuves
étaient donc nécessaires.

Non-seulement on soumit à l'analyse chi-
mique le sang des cholériques ainsi que leurs
matières évacuées tant par haut que par bas,

5

mais encore il y eut des médecins assez cou-
rageux pour tenter tous les moyens de s'in-
oculer la maladie ; et ils reçurent de leur
dévouement la douce récompense d'apprendre au monde entier, que ni le pus, ni le
sang, ni les sueurs, ni les déjections, soit
alvines, soit stomacales, ne transmettent
le *choléra*. Bien plus, l'innocuité du lait
des nourrices atteintes du *choléra* le plus
intense, fut prouvée par plusieurs observations bien faites et publiées par des médecins instruits et sans prévention : il me suffira de rapporter la suivante (1) :

---

(1) Communiquée à un Journal de médecine
(*Bulletin général de thérapeutique médicale et chirur-*
gicale, tom. III, pag. 252), par le docteur Debauve,
médecin à Beaurieux, département de l'Aisne.

« Une femme, d'une forte constitution, nourrissant un enfant de trois mois, bien portant, est prise d'accidents cholériques à quatre heures du soir : à minuit, elle est dans la période algide la plus complète ; ses yeux sont enfoncés, sa figure fortement cyanosée, etc. Je la fais réchauffer par des moyens extérieurs ; je parviens à rétablir la réaction ; les seins sont fortement tendus et font souffrir la malade ; on présente l'enfant qui prend un moment, mais bientôt refuse de téter.

» Une femme du pays, faisant le métier de sucer les seins engorgés des femmes nouvellement accouchées, se décide à le faire chez cette malade. Le lait qu'elle attire est presque froid ; elle prétend que son estomac se révolte à son contact, cependant elle continue à l'avaler. Ceci avait donné quelques appréhensions pour elle ; pourtant elle n'a senti aucune indisposition.

» Cette femme a continué à sucer le lait ; il était encore un peu froid le lendemain, et de couleur grise ; le surlendemain, il avait repris la chaleur et la couleur ordinaires. Elle n'a point cessé de sucer le lait et de l'avaler durant l'espace de vingt jours, c'est-à-dire jusqu'à ce qu'il a été tari, et elle n'a pas éprouvé un seul instant de malaise. Elle a tiré du lait d'autres nourrices, sans qu'il lui soit arrivé le moindre accident. »

Si je ne parle pas des expériences nombreuses qui ont été faites sur les animaux, et desquelles il résulte qu'aucun phénomène dû à une action vénéneuse n'est déterminé par le sang des cholériques, soit qu'on l'ait introduit dans le tissu cellulaire, le péritoine ou l'estomac, soit qu'on l'ait injecté dans les veines, c'est que les sceptiques pourraient objecter que la susceptibilité de l'homme est bien différente de la susceptibilité des autres animaux.

Il est pourtant vrai de dire que le nombre des partisans de la contagion diminue de jour en jour, non-seulement dans les hautes classes de la société où l'instruction est généralement le plus répandue, mais encore dans les derniers rangs du peuple où les préjugés ont tant d'empire.

Vainement quelques personnes travaillées par la peur citeront-elles quelques exemples particuliers d'individus qui ont contracté, en plus ou moins grand nombre, le *choléra* dans la même maison : la voix publique leur répondra que, parce qu'un habitant de cette maison a contracté la maladie, ce n'est pas une raison pour que les autres en soient exempts; et aux quelques exemples d'individus qui, s'étant isolés, ne l'ont pas contractée, la voix publique opposera l'inutilité des cordons sanitaires, qui furent mis sur la Wisloka, pour garantir les cercles occidentaux de la Gallicie encore épargnés; sur la Sola, pour abriter le reste des possessions autrichiennes; sur la frontière de la Transylvanie, pour préserver le Comitat de Saros, en Hongrie; sur la rive droite du Danube, pour empêcher le *choléra* de franchir ce fleuve; la voix publique opposera l'inutilité des efforts et des sacrifices qui ont été faits pour soustraire à l'invasion du fléau Vienne et Berlin; la voix publique opposera, enfin, les 187 rues de Paris qui sont restées intactes, sans aucun moyen d'isolement, au milieu des 1,105 autres rues qui ont été frappées par l'épidémie de 1832 (1).

Vainement quelques personnes, travaillées par la peur, citeront-elles quelques exemples isolés d'individus atteints du *choléra* après avoir soigné un parent, un ami : la voix publique leur opposera la prodigieuse rareté d'infirmiers, de religieuses, de médecins et de prêtres qui ont succombé dans les différents pays, malgré leur dévouement, aujourd'hui généralement reconnu, mais menacé, comme la plupart des belles ac-

_____

(1) Rapport sur la marche et les effets du *choléra-morbus* dans Paris et le département de la Seine, pag. 118.

tions, d'un oubli trop prochain ; la voix
publique leur opposera les Foy, les Gaymard,
les Sandras, les Brière de Boismont, les
Dalmas, et autres médecins dévoués qui
sont allés, en sentinelles avancées, étudier
le *choléra* avant qu'il envahît notre belle
France, et parmi lesquels la mort a heureusement frappé si peu de victimes ; la voix publique leur opposera le dévouement d'une
foule d'élèves qui ont été envoyés, par les
Écoles de médecine, porter les secours de l'art
qu'ils apprennent, au milieu des populations
désolées, et qui sont tous ou presque tous
revenus, épargnés par la maladie. Aussi la
voix publique maudira-t-elle ces personnes
égoïstes qui refusent non-seulement leurs
soins, mais encore des hardes, mais encore
un asile à des voyageurs qui se trouvent

frappés du *choléra* hors de leurs foyers. A quoi servirait donc la civilisation , si le peuple chez lequel elle est le plus avancée ne vouait pas .de pareils actes au mépris, lorsque, parmi les Indous , auxquels nous nous croyons bien supérieurs, tout le monde s'empresse autour d'un malade qui est atteint du *choléra* dans la rue, pour le frictionner à l'envi? Et si quelqu'un tombe malade dans l'intérieur d'une maison , les gens de celle-ci appellent au secours du haut du toit, et aussitôt tous les voisins se rendent à cette invitation.

Je pourrais ne rien ajouter à ce qu'on vient de lire , et qui a été écrit en **1835**, car aucun de mes arguments contre la non contagion du *choléra-morbus*, même *asiatique*, n'a été ébranlé par ce qui a été dit depuis

lors en faveur de la contagion de cette maladie épidémique. Vainement, en effet, le
docteur Brochard a-t-il écrit à l'Académie
nationale de médecine (séance du 24 Avril
1849) qu'une voiture de nourrices, partie
de Paris le 28 Mars, a apporté le *choléra* à
Nogent-le-Rotrou ; vainement, en effet, les
docteurs Rigollot et Alexandre prétendent-
ils que le *choléra-morbus asiatique* a été im-
porté à Amiens par un militaire venant de
Paris, et n'ayant tout au plus que la *cho-
lérine* (1) ; vainement le docteur Ravin insinue-
t-il, dans une lettre à l'Académie de médecine, en date du 12 Mai 1849, que le
choléra-morbus a été porté de Dieppe à Cayeux

---

(1) Bulletin de l'Académie nationale de médecine, 15 Mai 1849, p. 740.

par un maréyeur qui n'eut qu'une attaque modérée : Nogent-le-Rotrou , Amiens et Cayeux ne sont pas des localités assez distantes du foyer de l'épidémie cholérique, pour que l'invasion de cette épidémie ne s'y explique pas par les mêmes causes infectieuses qui l'ont développée à Paris et à Dieppe.

Cependant le professeur Velpeau, président de l'Académie nationale de médecine , a dit, au sein de cette Compagnie savante (1) , qu'il croit le *choléra-morbus asiatique* non-seulement contagieux , mais encore très-contagieux; qu'il a déjà publié cette opinion en 1832, et qu'il y revient aujourd'hui , parce que les raisons élevées contre la contagion du *choléra* ne lui paraissent pas solides. Or,

---

(1) Séance du 29 Mai 1849.

le professeur Velpeau est si haut placé dans
la science, que mes Lecteurs pourraient bien
être entraînés par sa profession de foi. Je
suis donc obligé de discuter les raisons sur
lesquelles il s'appuie : et d'abord l'immunité
relative du corps médical, immunité relative
que j'ai invoquée, et que M. Jolly a dé-
montrée par le simple chiffre de 23 médecins morts en 1832 dans l'épidémie qui
fit 18,402 victimes (1), cette imminuté relative n'est rien pour le professeur Velpeau.
Il prétend que les affections le plus univer-
sellement reconnues pour être contagieuses,
comme la rougeole et la petite-vérole, sont
loin de se communiquer à tous les sujets qui
s'exposent à la contagion, et notamment aux

---

(1) Bulletin de l'Acad., n° du 15 Mai, p. 829.

médecins qui les traitent. Cette réfutation ne
me paraît pas sérieuse, car je ne sache pas
qu'il y ait jamais eu, en France du moins,
d'épidémie de rougeole ou de variole, même
réunies, ayant fait 18,402 victimes parmi lesquelles il ne se soit trouvé que 23 médecins,
alors surtout que le corps dans lequel sont
pris ces 23 médecins en comptait 1,700.
Je crois que le professeur Velpeau ne pou-
vait pas démontrer qu'on a tort de se pré-
valoir de cette immunité relative, sans pré-
senter un tableau statistique de la mortalité
des médecins dans les épidémies de rougeole
et de variole, et le comparer au tableau
statistique de la mortalité des médecins dans
les épidémies de *choléra-morbus asiatique*. Ce
qu'a dit le professeur Velpeau de la non
constante communication de la gale, ne si-

gnifie pas davantage. Tout le monde sait
que la gale et la syphilis ne se transmettent
pas toujours; mais ce sont des exceptions,
tandis que le professeur Velpeau a prétendu
poser une règle.

Les faits cités par le professeur Velpeau,
de malades arrivés bien portants et ayant
contracté le *choléra-morbus* dans l'hôpital
où il y a un service chirurgical, justifient-ils
mieux sa persistance à admettre la contagion du *choléra ?* M. Martin-Solon a répondu
que ces malades étant venus se placer dans
le foyer épidémique, au milieu des causes
infectieuses, ne peuvent pas être des exemples de contagion : du reste, la plupart des
membres de l'Académie nationale de médecine se sont énergiquement prononcés
contre la non contagion ; le professeur Vel-

peau lui-même, par une de ces inconsé-
quences qui lui sont si habituelles, à dé-
claré (1) qu'il n'y a pourtant pas lieu de
prendre les mesures sanitaires réclamées par
les maladies contagieuses, et que la Turquie
a abandonnées à l'égard du *choléra-morbus*,
ainsi que le docteur Burguières nous l'apprend dans une fort intéressante brochure
qu'il vient de publier, sur le *choléra-morbus*
observé à Smyrne.

---

(1) Bulletin de l'Académie, nᵒ du 15 Mai 1849,
pag. 884.

VI.

LE CHOLÉRA-MORBUS ÉPIDÉMIQUE EST-IL INÉVITABLE ?

—

Et la mort est partout pour qui veut la trouver.

C. DELAVIGNE.

Quoique la réponse à cette question se trouve implicitement dans ce que j'ai déjà dit de la concomitance du *choléra-morbus*

épidémique avec les conditions les plus disparates, et dans la manière dont je me suis
expliqué sur la marche de cette cruelle maladie, voici pourtant quelques faits qui ser-
viront à la mieux motiver.

1° Aussitôt que l'épidémie éclata en 1832
à Paris, bien des gens s'éloignèrent avec
précipitation, et se disséminèrent dans les
villages les plus vantés par leur bonne tenue
et leur salubrité, tels que Vitry, Châtillon,
Saint-Ouen, etc. Quelques-uns de ces villages, il est vrai, n'eurent que peu ou même
point de cholériques ; mais, en compen-
sation, d'autres présentèrent une mortalité beaucoup plus grande, proportionné-
ment, que celle de Paris. D'un autre côté,
quelques villages réputés malsains, dans lesquels même se trouvaient des causes d'in-

6

salubrité, tels que Gentilly et Clichy-la-Ga-
renne, villages dont la malpropreté était
dégoûtante, ne présentèrent une mortalité
que de 11 à 12 pour 1,000, tandis que plusieurs des villages réputés les plus sains perdirent 40, 50 et 55, sur 1,000, de leurs
habitants.

2° Le précepte d'hygiène publique d'a-
près lequel l'intérieur des maisons doit être
exempt d'humidité, d'exhalaisons fétides,
de tout encombrement d'animaux, etc., est
d'une utilité si généralement reconnue, que
des plaintes nombreuses furent portées contre une maison située à St-Denis, sur la place
aux Gueldres, et dans laquelle se trouvaient
vingt vaches et un mégissier. Les urines et les
eaux, ne pouvant s'écouler, se réunissaient
dans un puisard, s'y corrompaient ; et, dans

cet état, jetées sur la voie publique par le moyen d'une pompe, répandaient à une grande distance l'odeur la plus infecte. Malgré toutes ces circonstances, la maison de la place aux Gueldres n'eut aucun cholérique ; bien plus, personne ne fut atteint dans celles qui l'avoisinent immédiatement, quoiqu'une d'elles renfermât un pensionnat de 80 élèves à demeure et de 40 externes.

3º L'Hay, admirablement placé et d'une propreté parfaite, ne présentait qu'une seule mare infecte, située au milieu d'une ferme, reléguée elle-même à l'extrémité du village : la mortalité de L'Hay a été de 39 décès sur 1,000, et tous le habitants de la ferme ont été épargnés.

4º Enfin, les villages de Pantin, de la Villette, des Prés-Saint-Gervais et de Belle-

ville, qui entourent Montfaucon, qui reçoivent toutes les émanations de cette voirie,
et qui ont été considérés, par toutes les
Commissions, comme les lieux les plus in-
fects et les plus malsains, non-seulement
du département de la Seine, mais peut-être
de la France entière, se trouvent dans la
catégorie de ceux qui ont peu souffert.

Or, je le demande aux plus habiles, comment peut-on se flatter d'éviter une maladie qui donne un démenti si formel aux
opinions généralement reçues, qui remet
si souvent en doute les principes qui pa-
raissaient si solidement établis, qui, en un
mot, déjoue si souvent les prévisions hu-
maines (1) ?

_____

(1) L'apparition récente du *choléra-morbus* à

Qu'on se garde pourtant bien d'arguer de ces faits que les mesures de salubrité sont inutiles; car il est constant que le *choléra-morbus épidémique* de 1832 a sévi plus violemment à Paris, dans les rues les plus étroites et les plus sales, telles que celles des Marmousets et de la Mortellerie, où se trouvent des maisons dont les habitants, entassés dans des chambres étroites, ne reçoivent même pas en quantité suffisante l'air corrompu qu'ils respirent.

Il a également sévi avec beaucoup de force sur les professions qui donnent géné-

---

Château-Chinon (Nièvre), à 551 mètres au-dessus du niveau de la mer, constitue un fait inouï dans la marche de cette maladie épidémique.

(*Gazette des Hôpitaux*, n° du 26 Juillet 1849.)

ralement une existence précaire et dépen-
dante d'un travail pénible, dont les fatigues journalières n'éprouvent d'interruption
qu'en ajoutant à la détresse et à la misère
de ceux qui les exercent ; tandis que les
professions libérales sont celles qui ont
éprouvé le moins de pertes. On pourrait
presque dire qu'elles ont été épargnées aux
dépens des autres ; car, ayant présenté en
1831 (depuis le mois de Mars jusqu'à celui
de Septembre) 7,329 décès sur 8,938, les
professions libérales auraient dû, d'après
les calculs de la Commission à laquelle
j'emprunte ces renseignements, offrir 11,965
décès cholériques sur 14,592, tandis qu'elles
ne comptèrent que 9,790 décès cholériques.
Les professions libérales perdirent donc à
Paris, par le *choléra*, 2,175 personnes de

moins que la mortalité de 1831 ne le faisait présumer.

Les domestiques et les cochers, qui participent à l'aisance de leurs maîtres, ou du moins qui en ressentent les bienfaits, ont aussi généralement été moins maltraités par le *choléra*; tandis que les portiers, quoique logés sous le même toit, figurent, sur le tableau de la mortalité de Paris, parmi les professions sur lesquelles le *choléra* a le plus cruellement sévi, parce qu'ils habitent avec leur famille entière dans une loge où l'architecte semble avoir oublié que l'homme a besoin, pour respirer avec aisance, d'une certaine quantité d'air donnée (huit mètres cubes par heure), et qu'en général cette loge est d'une saleté dégoûtante. A Berlin, ce sont les deux classes des bateliers et des

manœuvriers qui ont compté le plus grand
nombre de victimes : 1° parce qu'ils ont une
nourriture grossière et des logements malsains ; 2° parce qu'ils font un trop fréquent
usage de l'eau-de-vie ; 3° parce qu'ils tardent
le plus possible à demander des secours
contre les symptômes précurseurs, afin de
perdre le moins qu'ils peuvent le temps du
travail.

Si donc l'épidémie a sévi avec moins de
vigueur sur des lieux malsains que sur d'autres réputés sains, cela provient de ce que
les habitants des villages, à qui différentes
Commissions sanitaires avaient prédit que si
quelque maladie épidémique venait à les
frapper, les coups en seraient terribles, ces
habitants-là s'observaient exactement dans
leur manière de vivre ; et réciproquement,

si Fontenay-sous-Bois, Puteaux, Suresnes, ont présenté une mortalité cholérique plus grande que celle de Paris, c'est que les personnes qui s'étaient retirées dans ces beaux sites avaient trop de confiance dans la salubrité du pays, et s'écartaient journellement des règles de l'hygiène. Puisqu'il faut, comme je l'ai déjà dit, la réunion de plusieurs causes pour le développement de l'épidémie, il convient aussi, pour se prémunir contre elle, de lui opposer plusieurs moyens.

VII.

QUELS SONT LES MOYENS DE SE SOUSTRAIRE AU CHOLÉRA-MORBUS ÉPIDÉMIQUE ?

—

De rien avec excès, de tout avec mesure,
Voilà le secret d'être heureux.

PARNY.

Tous les médecins qui ont observé le *choléra–morbus épidémique* s'accordant à dire qu'il attaque de préférence les classes

pauvres, malheureuses, mal logées, mal
nourries; et, cette assertion étant prouvée
par les 13,777 cholériques qui moururent
dans les hôpitaux de Paris, alors que le
nombre total des victimes du *choléra* ne
s'éleva, dans cette capitale, qu'à 18,402,
il résulte bien évidemment de ce fait, que
les meilleurs moyens de se soustraire au *choléra-morbus épidémique* seraient de divorcer
avec la pauvreté, de se loger proprement,
et de prendre une nourriture saine et suffisante. Mais toutes les classes de la société le
peuvent-elles? Non, sans doute : il faut donc
que les classes aisées viennent au secours des
indigents qui n'ont d'autre tort que d'avoir
été oubliés par la fortune, et que l'autorité
veille à la santé de ceux qui, par leur
imprévoyance, leur inconduite et leurs

désordres, sont les propres artisans de leur
misère ; car, quoique le *choléra-morbus épidémique* ne soit pas contagieux, les émana-
nations qui s'échappent du corps des cholériques peuvent, si elles sont assez abon-
dantes, saturer l'atmosphère, et devenir
un moyen de propagation qu'il est de l'in-
térêt général d'éviter. Et que cette propo-
sition, déjà émise par moi en 1835, ne passe
pas pour hasardée ; car d'abord elle vient
d'être confirmée par John Richard–Farre,
qui a dernièrement écrit de Londres à l'Académie nationale de médecine de Paris, pour
exposer ses vues sur le *choléra* (1), ainsi que
par le docteur Gibert, qui, dans cette der-

---

(1) Bulletin de l'Académie, n° du 31 Mai
1849, p. 797.

nière épidémie de Paris , a constamment
observé, à l'hôpital Sᵗ-Louis, de nouvelles
attaques sur les malades de l'intérieur toutes
les fois que les admissions du dehors re-
devenaient nombreuses et ramenaient ainsi
une nouvelle atmosphère cholérique (1).
Combien de faits ne pourrais-je pas d'ailleurs
invoquer? Mais je me bornerai aux suivants:

1° Deux compagnies de sapeurs-pompiers,
formant ensemble 300 hommes , se trouvaient réunies en 1832 à la caserne du Vieux-
Colombier, à Paris, dans des chambres assez
vastes d'ailleurs, mais dont toutes les fenêtres, disposées d'un seul côté, ne per-
mettaient d'imprimer aucun courant à l'air
et en rendaient ainsi la circulation impos-

---

(1) Bulletin , n° de Juin , p. 878.

sible. Le fléau se répandit rapidement au milieu de ces hommes entassés : dans les premiers jours d'Avril , 17 furent atteints et 11 périrent ; on s'empressa de séparer ces deux compagnies si malheureusement rapprochées, et dès ce moment le mal arrêta sa violence.

2° Dans la caserne de Montaigu, les salles sont basses, masquées par les murs du Panthéon, qui leur dérobent en partie le soleil et la lumière. Ces salles, mal aérées par un seul rang de croisées étroites, sont tristes et obscures : l'humidité y est telle, qu'elle salit en peu de temps les objets suspendus contre la muraille , et dépouille de leurs poils les sacs des militaires, placés sur les tablettes. La 11me compagnie de vétérans habitait cette caserne en 1832, et, sur 135 militaires, elle eut 18 cholériques ; tandis que la caserne du Luxembourg ou de la rue d'Enfer n'en eut qu'un seul sur 145 hommes : mais aussi cette caserne a des chambres élevées, où l'air entre des deux côtés par un double rang de hautes fenêtres, qui s'ouvrent à gauche sur une cour assez spacieuse, à droite sur le vaste jardin du Luxembourg.

3° A Hambourg, le *choléra* débuta dans un local appelé la *Cave-Profonde*, qui servait d'asile à des mendiants, et il en atteignit presque tous les habitants (1) ; à Brest, c'est dans une sorte de bas-fond ou de cloaque affreux, où se couchent aussi, sur de la paille, des indigents plus ou moins nom-

---

(1) Traité du *choléra oriental*, par M. Littré, p. 130.

breux, et nommé *Pont-de-Terre*, que j'ai vu
commencer l'épidémie de 1832 ; à Paris,
soit en 1832, soit en 1849, c'est particu-
lièrement dans le quartier St-Marcel (12me
arrondissement), c'est-à-dire dans un de
ceux où la population de Paris est le plus
entassée, que l'épidémie a le plus multiplié
ses victimes. Il est telle maison dans laquelle
on compte jusqu'à 8 ou 10 cas de mortalité,
disait M. Gaultier-de-Claubry à l'Académie,
dans sa séance du 12 Juin dernier.

Il ne suffit donc pas que les autorités
municipales prennent des mesures de propreté, qui devraient constamment être mises
en vigueur ; mais le moyen le plus efficace
d'empêcher le *choléra-morbus* de se fixer
épidémiquement dans ces rues étroites,
obscures, mal aérées et encombrées, dans

la plupart des villes, d'habitants pauvres,
insouciants et malpropres, serait de disposer
dans les faubourgs des logements gratuits ;
de distribuer des secours aux plus misérables;
de ménager du travail à ceux qui, par leur
salaire, voudraient se procurer l'aisance ;
enfin, de modifier avantageusement ces quartiers, soit en obligeant les propriétaires
des maisons à y pratiquer des fenêtres qui
permettent à l'air intérieur de se renouveler,
soit en les leur faisant reconstruire au fur
et à mesure qu'elles tombent en ruines,
d'après les lois de l'hygiène publique, soit
même en rasant des rangées entières de
maisons, dont la valeur serait certes bien
au-dessous du service que rendrait leur
démolition.

Quelque difficile que soit l'exécution de

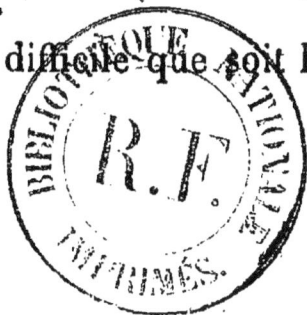

7

ces mesures, déjà signalées dans mes deux
éditions de 1835, la bienfaisance et la force
viendront plutôt à bout de loger convenable-
ment, et même de faire travailler les classes
inférieures de la société, que de les soumettre à un bon régime alimentaire, parce
que, accoutumées à des aliments grossiers
et indigestes, elles aiment mieux généralement employer à des excès et à des orgies
les secours qu'elles reçoivent. J'ai vu des
pauvres, indignes d'être secourus, vendre
des couvertures qu'on leur avait données,
pour se procurer du vin, de l'eau-de-vie,
ou enfin le moyen de satisfaire à l'incor-
rigible passion du jeu. Il est donc à peu
près inutile d'indiquer le régime alimentaire
qu'il serait bon de leur faire suivre ; et,
quant à mes Lecteurs, il suffira de leur

faire observer que si la tempérance est utile
dans tous les temps, elle doit l'être bien
davantage sous l'imminence du *choléra-
morbus*. Mais faire l'énumération de ce
qu'il est permis de manger ou de ce qu'il
faut s'interdire me paraît au moins inutile ;
car, outre que, par les appétits particuliers,
on explique aisément qu'un mets est indi-
geste à Jean et ne l'est pas du tout à Pierre,
une observance outrée entraîne presque in-
évitablement la peur de la maladie à laquelle
on veut échapper. « Plus de sécurité dans
la vie, quand on pense trop à la prolonger,
» dit Senèque (1). J'ai vu, à Rochefort,
les huîtres accusées de donner le *choléra*
en 1832 : pendant un mois entier que j'ai

---

(1) Lettre IV, sur les craintes de la mort.

passé dans ce port, où arrivent assez abon-
damment les huîtres de Marennes, j'ai vu
bon nombre d'officiers de marine, sobres
d'ailleurs, en manger habituellement ; je
l'ai fait comme eux, et je n'ai pas vu un
seul exemple fâcheux de cette infraction
au préjugé. Un des médecins de Brest les
plus recommandables, mais d'une frêle
santé, ayant été incommodé après un repas
dans lequel il avait mangé des petits-pois,
les accusa de procurer le *choléra* ; et son
accusation eut un tel écho dans la ville,
que presque personne n'en voulut plus :
quelques officiers de marine, avec lesquels
je mangeais ordinairement, ne s'en privèrent
pas de toute la saison ; je fis comme eux, et
personne de nous n'eut à s'en repentir. Il
serait aisé de prouver ainsi, que les aliments

réputés les plus indigestes , tels que les champignons, les truffes, les homards, etc., les vins les plus généreux , et même les liqueurs alcooliques, les glaces et les sorbets, la bière de bonne qualité , etc., ne doivent pas être bannis sans retour ; mais je me résume, en disant que les excès seuls doivent être évités.

Ce principe une fois établi, il est presque inutile d'insister sur le soin qu'il faut avoir de ne pas coucher dans une chambre dont les fenêtres resteraient ouvertes; de ne pas marcher pieds-nus; de ne pas boire trop frais et en grande quantité, alors surtout qu'on a chaud ; de ne pas se livrer à des excès, soit de travail, soit de plaisir, etc.; mais un point sur lequel il importe d'insister, c'est la prétendue promptitude avec laquelle on croit généralement que le *choléra-morbus épidémique* attaque ses victimes.

C'est une erreur de croire qu'on se sente pris du *choléra* comme par un coup de foudre : il est rare que des symptômes précurseurs ne l'aient pas précédé de plusieurs jours. Or, c'est parce que ces prodromes ont été négligés en présence ou sous l'imminence de l'épidémie, que celle-ci frappe indistinctement et le riche et le pauvre avec une promptitude si effrayante, que les gens du monde, jugeant par ces quelques faits exceptionnels, révoquent en doute ce qu'a sanctionné la plus attentive expérience des médecins. De ce que l'on voit quelques soldats frappés de la maladie au milieu de leurs exercices ; de ce que l'on apprend, le soir, la mort d'un fonctionnaire public, d'un haut personnage qui, le matin, paraissait jouir d'une parfaite santé, on conclut que le riche n'est pas plus que le pauvre à l'abri du *choléra-morbus épidémique*, et que, puisque son invasion est si brusque, non-seulement il n'y a pas de moyens pour le guérir, mais encore pour le prévenir.

Si l'on ne précipitait pas ainsi son jugement, l'on pourrait apprendre que la promptitude de l'invasion n'a été qu'apparente ; car le soldat éprouvait depuis quelques jours des nausées, ou même des vomituritions qu'il n'accusait pas aux chirurgiens de son corps, dans la crainte d'être envoyé à l'hôpital et mis à la diète ; car le fonctionnaire public, le haut personnage était obligé, malgré une diarrhée qui le travaillait depuis un certain temps, d'assister à de grands repas, de faire des courses plus ou moins fatigantes durant le jour, de s'occuper d'écritures sérieuses durant une partie plus ou moins grande de la nuit. Or, je le répète, rien n'est peut-être plus rare que de voir les faits prouver réellement ce qu'ils ont d'abord paru prouver. Les faits peuvent être vrais, et les conséquences qu'en tirent quelques personnes peuvent être fausses, parce que chaque ordre de faits a besoin, pour être apprécié, d'un ordre de connaissances spéciales.

Des détails dans lesquels je viens d'entrer, il résulte que la propreté et la sobriété sont des moyens efficaces pour éviter le *choléra-morbus épidémique*; mais pour que ces deux moyens aient de l'efficacité, il faut qu'ils soient employés simultanément; car, si l'on cite, dans la plupart des pays où le *choléra* a sévi, quelques victimes choisies parmi les classes aisées ou même les plus riches de la société, c'est parce que ces personnes n'étaient pas sobres en tout point. D'ailleurs, les moralistes ont généralement reconnu que les gens riches sont portés, soit par leur fortune, soit par leur rang, à mener une vie irrégulière, et les préceptes à cet égard remontent jusqu'au temps de Senèque, déjà cité.

Un troisième moyen, le plus efficace sans contredit, de se soustraire au *choléra-morbus épidémique*, est l'éloignement du foyer d'infection, et la dissémination dans les campagnes (1) ; mais pour que ce moyen soit

---

(1) Les nombreuses maisons de campagne, connues sous le nom de bastides, qui environnent

efficace, il faut que les personnes qui l'em-
ploient remplissent une condition bien difficile à observer pour la plupart d'entre
elles : c'est de faire trêve à la peur, qui, de
toutes les passions, disait le cardinal de
Retz, est celle qui affaiblit le plus le jugement.

D'après ce que j'ai dit de l'agglomération
des indigents mal logés, et des émanations
qui s'échappent du corps des cholériques,
il est bien évident, en effet, que, de tous
les moyens imaginables, le meilleur est de

Marseille, et où s'était réfugiée une foule d'habitants de la ville, comptèrent fort peu de malades. (Rapport sur le *choléra-morbus asiatique*
qui a régné dans le midi de la France en 1835,
par les professeurs Dubrueil et Rech, p. 46.)

fuir le foyer de l'épidémie ; mais aussi, d'après ce que j'ai dit des agitations morales, il n'est pas moins évident que si l'on voyage avec elles, on est tout aussi exposé à contracter la maladie que l'on fuit, que si l'on n'en avait pas quitté le théâtre. D'un autre côté, d'après ce que j'ai dit de la marche du *choléra-morbus épidémique*, on est exposé à le rencontrer, non-seulement dans les lieux que l'on a choisis pour asile, mais encore en route, et à être obligé de s'arrêter dans un hôtel, dans une auberge, dénué des soins affectueux de sa famille, ou tout au moins des secours éclairés des médecins auxquels depuis plus ou moins long-temps on confiait sa santé.

En dernière analyse, et sans tenir compte des médailles magnétisées, des cigarettes de

Raspail, de diverses plantes aromatiques qui peuvent bien masquer de mauvaises odeurs, mais qui ne neutralisent aucun miasme, les seuls moyens préservatifs du *choléra-morbus épidémique* sont, à part la grâce de Dieu, la propreté, la sobriété et la force d'âme, ou, au contraire, l'insouciance.

Ces conseils que je donnais en 1835, ne s'appliquant qu'aux individus, et le docteur Boudin, médecin en chef de l'hôpital militaire du Roule, à Paris, venant d'appeler l'attention sur le danger qu'il y a eu, en 1837, de faire aller de Marseille à Bône un régiment entaché du *choléra* (1), je ne saurais

(1) Gazette Médicale de Paris, n° du 11 Juillet 1849.

trop m'empresser d'ajouter , qu'en temps
d'épidémie cholérique ou d'autre nature , il
faut bien se garder d'appeler, dans un pays
sain , des masses d'individus provenant de
localités où sévit l'épidémie.

VIII.

QUELS SONT LES MOYENS PROPOSÉŞ POUR GUÉRIR LE CHOLÉRA-MORBUS ÉPIDÉMIQUE ?

—

Il en est jusqu'à cent que je pourrais nommer.

Aussitôt que l'Intendance sanitaire de Marseille eut témoigné au Ministre de l'Intérieur la crainte de voir importer le *choléra-*

morbus indien par les nombreux navires
qui, à la fin de 1830 et au commencement
de 1831, arrivaient, soit de la Baltique,
soit de la Mer-Noire, des médecins furent
envoyés (1) en Russie, en Pologne et en
Prusse, pour étudier cette maladie dont on
avait, en France, une si grande et si juste
frayeur. Ces divers médecins publièrent le
résultat de leurs observations ; et leurs travaux, joints à ceux de nos Confrères qui

---

(1) Par suite du système de centralisation,
système désolant pour l'immense majorité des
Français, ces médecins furent tous choisis au sein
de la Capitale ; et la ville de Marseille, dont l'Intendance sanitaire avait éveillé l'attention du
Gouvernement sur l'imminence du *choléra*, n'eut
aucune part à ce choix.

eurent le bon esprit de compulser les mono-
graphies originales déjà publiées à l'étranger,
et d'en extraire, au profit de la France, ce
qu'elles leur parurent renfermer d'intéres-
sant et d'utile, fournirent une réunion nombreuse de moyens réputés propres à guérir
le *choléra-morbus indien*, dès qu'il apparaîtrait
dans notre patrie.

Et d'abord, nous devons signaler en première ligne le protochlorure de mercure,
vulgairement appelé *calomel* ou *mercure doux*,
regardé presque comme un spécifique par
les médecins de l'Inde. Les Anglais en accré-
ditèrent l'emploi ; mais, quel que soit leur
engouement pour cette panacée, ils furent
obligés de reconnaître son insuffisance ; et
les uns l'associèrent à l'opium, d'autres à
l'opium et à l'émétique, certains à la saignée;

en un mot, ils combinèrent différents moyens
et établirent ainsi une méthode de traitement.

Le sous-nitrate de bismuth, appelé par
les anciens *magistère* de bismuth, et connu
dans les arts sous le nom de *blanc de fard*,
fut préconisé par le docteur Léo, médecin à
Varsovie, qui communiqua son enthousiasme
à un grand nombre de médecins de toute
nation ; mais ce moyen fut enfin reconnu
n'être nullement un spécifique, et n'avoir
de l'à-propos, dans le traitement du *choléra-
morbus*, que pour combattre le malaise de
l'estomac.

La racine de colombo, réduite en poudre,
et fort vantée par le docteur Fieller, fut
également reconnue n'avoir d'efficacité que
pour modérer les vomissements. Or, feu

mon oncle avait, dès 1811, signalé cet effet thérapeutique dans sa *Méthode ïatraleptique* ; et , à son exemple, je m'en sers avec succès chez les femmes dont la grossesse est traversée par des vomituritions ou même des vomissements incommodes.

L'huile de cajeput, obtenue par la distillation des feuilles d'un arbuste des îles Moluques, a été l'un des remèdes les plus vantés contre le *choléra-morbus* par les médecins du Bengale, où pourtant on traite aussi le *choléra* par l'opium et l'abstinence de toute boisson , d'après une lettre de M. Le Breton au Journal des Connaissances médico-chirurgicales (tom. I, pag. 92). Au mois d'Août 1832, M. Chantourelle communiqua à l'Académie royale de médecine une lettre dans laquelle un médecin du Bengale disait avoir

guéri par ce remède 109 cholériques sur
110 ; et feu M. Marc, médecin de l'ex-roi
Louis-Philippe, appuya cette assertion du
témoignage de Mme Adélaïde, qui avait reçu
de l'Inde des documents favorables à l'efficacité de cette huile. M. Guibourt se pro-
cura de l'huile de cajeput distillée à Amboina,
la plus considérable des îles Moluques, et il
la compara à divers échantillons venus de
Londres, d'Allemagne, ou se trouvant même
à Paris, afin de pouvoir assigner les caractères propres à la véritable, et faire distinguer celle-ci de celle qui serait falsifiée. Plus
tard, M. Chantourelle publia de nouveaux
faits recueillis par le docteur Sanson (1)

---

(1) Le docteur Sanson fut envoyé tout exprès à
Berlin pour expérimenter ce médicament. Aussi

dans le grand hôpital des cholériques de
Berlin, par le docteur Strebel, chargé d'un
traitement de cholériques, à Amalienthrof,
et par le docteur Bremer, envoyé à Dantzick.
Il résulta de ces faits que, sur 8 malades
auxquels le docteur Sanson administra l'huile
de cajeput, le *choléra* ayant son plus haut
degré d'intensité, 4 furent parfaitement guéris, et que le docteur Strebel en guérit 26
sur 28 par le même moyen. Malgré ces beaux
résultats, on ne parle plus aujourd'hui de
l'huile de cajeput, et la nouvelle édition du
Traité de thérapeutique, publiée en 1847,
par MM. Trousseau et Pidoux, n'en fait
même pas mention.

éprouva-t-il de grandes difficultés ; on ne lui livra
que des malades totalement abandonnés, dit M.
Chantourelle.

La belladone, la noix vomique et le phos-
phore même, furent essayés à l'étranger ;
mais déjà, à l'étranger aussi, l'on s'aperçut
que les moyens les plus héroïques étaient
inefficaces contre le *choléra-morbus*, et qu'il
fallait , pour bien traiter cette maladie,
comme toute autre d'ailleurs , combiner
une réunion de moyens thérapeutiques , et
constituer des méthodes de traitement.

Celle qui fut le plus généralement suivie
par les Anglais, consistait à saigner d'abord,
et à administrer ensuite , d'une part, un
mélange de calomel et d'opium, et , d'un
autre côté, une potion où entraient le camphre, l'ammoniaque et l'éther sulfurique.
On agissait directement sur les parties du
corps refroidies, à l'effet de les réchauffer,
par des bouteilles chaudes, des frictions,

etc. Si la saignée générale n'avait pas suffi
à calmer la chaleur brûlante qui est si fré-
quente à l'ombilic chez les cholériques, on
appliquait 20 ou 30 sangsues en cette ré-
gion. Tel était le traitement *anglo-indien* du
choléra-morbus épidémique. Il fut modifié en
Russie et en Allemagne, où l'on fit un emploi beaucoup moins fréquent de l'opium
et du calomel.

Le docteur Gottheil, de Murawan-Goslin,
de concert avec le docteur Michalson, administrait chaque heure, ou de 2 en 2 heures,
une cuillerée à bouche d'une mixture dans
laquelle entraient le sulfate et le carbonate
de magnésie, une émulsion de semences de
pavot blanc, la teinture d'opium, et du si-
rop. Il prescrivait de l'eau froide pour boisson, et faisait appliquer des sinapismes sur

les mains, les mollets et le ventre ; quelquefois il faisait poser des sangsues à l'épi-
gastre.

Je pourrais rapporter encore les divers
modes de traitement suivis par les docteurs
Romberg, Goldberg, Zachar, Hope, De-
ville, médecin français, qui compta beaucoup de succès dans les Indes-Orientales,
et une foule d'autres ; mais mon but étant
de prouver seulement qu'avant l'invasion du
choléra-morbus asiatique en France, les médecins étrangers avaient bien reconnu qu'il
n'y avait pas de remède *anticholérique*, à
proprement parler, et qu'ils établirent ou
adoptèrent des modes de traitement variés :
une plus longue exposition me paraît su-
perflue.

Malgré l'autorité de Dupuytren, qui, dans

une leçon faite avant l'apparition du *choléra-morbus épidémique* en France, eut l'imprudence de prédire qu'on arriverait enfin à trouver un remède contre cette maladie ; la plupart des chefs de service dans les hôpitaux de Paris adoptèrent des modes de traitement variés, suivant leurs idées sur la nature de l'épidémie, sur ses périodes, sur ses allures et sur ses complications. C'est ainsi que M. Récamier, à l'Hôtel-Dieu, prescrivait dans la première période, tantôt des infusions aromatiques, et tantôt des purgatifs salins. Dans la seconde période, il administrait tantôt une potion mucilagineuse et laudanisée ; tantôt il revenait aux laxatifs ; quelquefois même il tirait un peu de sang. Dans la troisième période, il variait aussi ses moyens thérapeutiques selon que la réaction était plus ou moins heureuse.

M. Bricheteau, à l'hôpital Necker, observant que le *choléra-morbus épidémique* présentait de nombreuses variétés, ne crut pas devoir lui opposer un traitement uniforme ; et il déclara formellement (1) se soumettre à la nécessité de remplir les indications qui se présentaient.

MM. Manry et Alibert, à l'hôpital St-Louis, regardant le *choléra-morbus épidémique* comme une fièvre pernicieuse, le traitèrent avec le plus grand succès par le quinquina ; mais ces deux praticiens, dont je regrette également la perte, parce qu'ils m'accueillirent, en 1834, avec une égale bonté, furent aussi

---

(1) Bull. gén. de thérap., tom. II, pag. 280.

loin l'un que l'autre de n'employer que le
quinquina, dont, au reste, ils variaient les
préparations. Ainsi, tout en donnant le
spécifique de la fièvre pernicieuse, ils pro-
voquaient les sueurs par un liniment am-
moniacal frictionné sur les membres, ou
par des sinapismes, ou par des appareils de
chauffage; ils modéraient la réaction par
les antiphlogistiques et la glace; enfin, ils
dirigeaient contre les symptômes persistant
après l'acuité de la maladie, des moyens
appropriés et divers.

Le professeur Bouillaud, dans son service
à l'hôpital de la Pitié, eut bien soin de varier
son traitement, d'abord suivant que le *choléra-
morbus* était léger ou intense, et, dans ce
dernier cas, il variait ses moyens de traitement, selon que le malade lui arrivait dans
la période algide, c'est-à-dire de refroidisse-

ment, ou bien, au contraire, dans celle de réaction. Cette division thérapeutique fut d'ailleurs adoptée par la plupart des médecins ;
et je ne la signalerais pas si elle n'avait été
consignée dans un ouvrage *ex professo* où
le professeur Bouillaud fit remarquer qu'il
.fut une époque, dans l'histoire du *choléra-
morbus* de Paris, où l'on croyait que le traitement de cette maladie consistait presque
exclusivement à ranimer la chaleur exté-
rieure. Or, le professeur Bouillaud fit la
critique la plus spirituelle de cette exagéra-
tion , en disant que réchauffer un cholérique
cadavérisé n'est pas le ranimer, et qu'on ne
le ressuscitera qu'en le mettant en état de
se réchauffer lui-même (1). Le professeur

---

(1) Traité pratique, théorique et statistique du
choléra-morbus de Paris, en 1832, pag. 303.

Bouillaud fit encore la critique la plus heureuse du tort qu'ont eu, en 1832, certains
médecins de Paris, en traitant tous les cholériques de la même manière, quand il s'écria,
à propos des émétiques qu'il prescrivit peut-
être d'une manière trop absolue : « Quoi !
l'on ne se ferait pas quelque scrupule, sinon
un véritable cas de conscience, de préco-
niser, dans tous les cas indifféremment,
des moyens qui tant de fois ont suffi pour
faire éclater un violent et mortel *choléra-
morbus* (1) ! »

Sans pousser plus loin l'exposition des
divers modes de traitement suivis par les
divers médecins de Paris, en 1832, je crois

_____

(1) Traité pratique, théorique et statistique du
choléra-morbus de Paris, en 1832, pag 301.

en avoir assez dit pour prouver à mes Lecteurs que la plupart des médecins de la Capitale furent éloignés de croire que le *choléra-
morbus* puisse être , plus que toute autre
maladie, soumis à un traitement toujours
le même. Cependant l'importance accordée
à certains moyens thérapeutiques pour combattre tel ou tel autre symptôme , firent
croire au public que ces moyens étaient les
vrais guérisseurs du *choléra-morbus* tout entier. Ainsi, de ce que , dans un village du
département de la Meuse, une femme presque
mourante fut rappelée à la vie par des frictions que son mari lui fit avec des orties, ce
moyen acquit une popularité qu'il est loin de
mériter ; car il n'agit que comme rubéfiant,
et peut par conséquent être remplacé par
les sinapismes, les liniments ammoniacaux

ou térébinthinés , etc. Certains docteurs en
médecine, non médecins , c'est-à-dire certains hommes s'occupant de théories médicales, mais n'ayant pas *reçu du ciel l'influence
secrète*, ne virent dans la vie qu'une succes-
sion de phénomènes chimiques ; et, croyant
que le *choléra-morbus épidémique* est mortel
par cela seul que la circulation se ralentit , ils
pensèrent la ranimer suffisamment en faisant
respirer du gaz oxigène aux malades. Leurs
essais n'ayant pas réussi, ils tentèrent le chlore
et même le protoxide d'azote. Quelques autres, pensant que la vie n'est à peu près que
l'électricité , recoururent à la pile voltaïque
pour soustraire le système nerveux à cette
sidération dont il est évidemment frappé
chez les malades atteints de *choléra-morbus
asiatique* ou *indien* ; mais ces nouveaux Pro-

méthées ne prirent pas garde que les agents,
soit chimiques, soit physiques, ne peuvent
avoir qu'une durée fort passagère, sans quoi
l'arrêt fatal qui a condamné l'homme à
mourir serait illusoire; car, avec une pile de
Volta et des réactifs chimiques, on ranime-
rait tous les jours la vie des agonisants, ou
même on la redonnerait aux cadavres.

Le *choléra-morbus* s'étant porté de Paris,
où il reparut plusieurs fois, sur un grand
nombre de départements, les médecins de
ces départements furent tout aussi loin que
ceux de la Capitale d'adopter un traitement
exclusif, et de croire qu'il fallût déroger,
en faveur de cette maladie, au précepte si
important de baser tout traitement sur les
indications. Cette circonstance frappa même
les professeurs Dubrueil et Rech, qui, dans

leur rapport déjà cité, sur le *choléra-mor-bus asiatique* du midi de la France, en 1835, s'exprimèrent ainsi à la p. 173 : « Nous n'avons rencontré dans aucun lieu un mode de traitement généralement adopté... Chaque médecin avait le sien auquel il restait rarement fidèle. »

Enfin, le *choléra-morbus* ayant derechef sévi sur la Capitale et quelques autres villes de la France, à dater du 9 Mars 1849, certains ont bien proposé l'eau de Luce, le vinaigre, le poivre et même les truffes, comme moyens de guérir le choléra ; mais la généralité des médecins s'est, comme précédemment, occupée d'établir des modes de traitement variés suivant les indications. Ainsi, quoique M. Serres de l'Institut regarde le *choléra-morbus épidémique* comme une fièvre typhoïde pernicieuse, et qu'il lui oppose le sulfure noir de mercure en pilules, et l'onguent mercuriel en frictions sur l'abdomen, il combat les vomissements par la potion anti-émétique de Rivière, les évacuations alvines par les lavements amidonnés, le spasme par le camphre, et la périodicité par le sulfate de quinine (1). M. Worms, qui a observé le *choléra-morbus épidémique* de la Pologne, en 1831, celui de Paris, en 1832, et qui l'a observé deux autres fois en Algérie, ne se contente pas de diriger ses moyens curatifs sur les organes de la digestion, que l'on regarde si généralement comme le siége exclusif de la maladie : le

---

(1) Journ. des connais. méd.-chir., t. XXXII, pag. 209.

docteur Worms combat la période coma-
teuse et ordinairement extrême ou ultime du
choléra-morbus, en faisant raser la tête des
malades, et la recouvrant d'une flanelle trem-
pée dans un mélange d'alcool camphré ,
d'ammoniaque , d'infusion d'arnica et de
chlorhydrate d'ammoniaque. Ce moyen lui
a parfaitement réussi.

Le professeur Chomel fait d'ailleurs observer, avec juste raison , dans une de ses
savantes leçons publiées avec tant d'à-propos
par l'*Union médicale* (n⁰ du 3 Avril) , que
tel moyen de traitement qui a réussi une
année peut échouer complètement les années suivantes. Et cela ne devra pas étonner
les personnes qui s'occupent d'agriculture ,
d'arts ou d'une industrie quelconque ; car
il est d'observation journalière que les pro-

cédés les plus rationnels et qui réussissent le plus généralement, en quoi que ce soit, échouent souvent sans qu'on puisse en expliquer la cause. Combien de fois, par exemple, n'ai-je pas entendu dire que telle ou telle autre récolte avait manqué, sans qu'il eût rien été changé aux moyens ordinaires de l'obtenir?

Le résumé de ce chapitre doit donc être de détourner mes Lecteurs de mettre leur confiance dans tel ou tel autre remède qu'on leur vantera. Chacun de ces remèdes, sans en excepter les truffes, peut avoir une efficacité heureuse; mais il faut être médecin, et bien connaître l'à-propos du moment où ce moyen peut être utile. Sans cela, on s'exposera à se faire du mal avec les remèdes le mieux appropriés. Quoique le *choléra-*

morbus épidémique qui sévit actuellement sur divers points de la France soit une maladie qui compte plus de victimes que toute autre, il ne s'ensuit pas pour cela qu'il ne faille la traiter méthodiquement : c'est même parce que les malades se laissent rarement traiter méthodiquement que la mortalité des cholériques est si grande. Le médecin n'est souvent appelé que pour assister à leur agonie ; et l'on est étonné qu'il ne les guérisse pas !

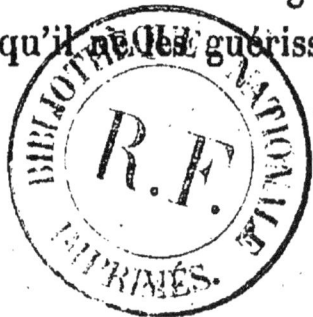

FIN.

OUVRAGES DU MÊME AUTEUR.

———

PARALLÈLE DES AFFECTIONS INFLAMMATOIRES ET DES AFFECTIONS CATARRHALES ; 1839.

INFLUENCE DES TRAVAUX ET DES DÉCOUVERTES ANATOMIQUES depuis Vésale, sur les progrès de la pathologie chirurgicale ; 1840.

DE LA PERCUSSION ET DE L'AUSCULTATION DANS LES MALADIES CHIRURGICALES ; 1842.

DES MALADIES CHIRURGICALES ENDÉMIQUES ; déterminer les causes qui leur donnent naissance, et la thérapeutique qui leur convient ; 1843.

DÉTERMINER L'ACTION DES MÉDICAMENTS ADMINISTRÉS A HAUTE DOSE, ET LES CAS DANS LESQUELS ILS DOIVENT ÊTRE PRÉFÉRÉS ; 1848.

EXAMINER, AU POINT DE VUE CRITIQUE, L'ÉTAT ACTUEL DE LA SCIENCE ET DE LA PRATIQUE OBSTÉTRICALES ; 1848.

———

Pour paraître incessamment ;

NOUVELLE ÉDITION DE LA

MÉTHODE IATRALEPTIQUE,

Enrichie d'une biographie de son auteur et des acquisitions modernes de la science.

www.ingramcontent.com/pod-product-compliance
Lightning Source LLC
Chambersburg PA
CBHW062028200326
41519CB00017B/4967